AF373609

DE LA

RÉSECTION COXO-FÉMORALE

DE LA
RÉSECTION COXO-FÉMORALE

PAR

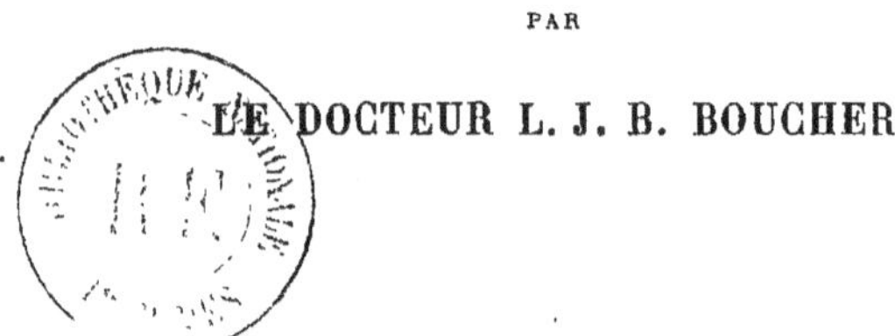

LE DOCTEUR L. J. B. BOUCHER

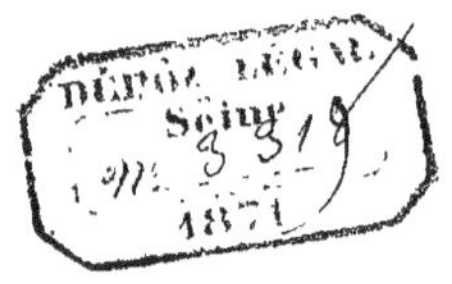

PARIS

TPYOGRAPHIE LAHURE, 9, RUE DE FLEURUS

1871

DE LA
RÉSECTION COXO-FÉMORALE

PAR

LE DOCTEUR L. J. B. BOUCHER

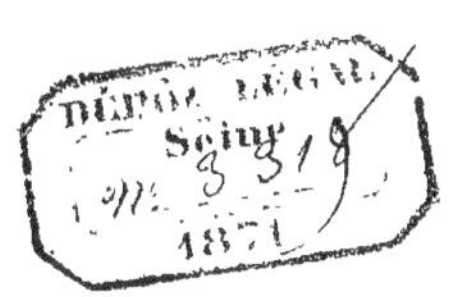

PARIS

TPYOGRAPHIE LAHURE, 9, RUE DE FLEURUS

1871

INTRODUCTION ET PLAN.

Le travail que nous présentons aujourd'hui à l'examen de nos juges, n'est pas celui que nous avions choisi comme devant être le sujet de notre thèse inaugurale. Nous avions fait quelques recherches d'anatomie pathologique sur les lésions et altérations des muscles striés, surtout dans la fièvre typhoïde. Elles nous avaient été facilitées par la bienveillance de M. Feltz, professeur agrégé à la Faculté de médecine de Strasbourg, directeur des autopsies, qui avait mis à notre disposition des instruments, des pièces et nous avait guidé de ses excellents conseils. Nous le prions de vouloir bien nous permettre de le remercier publiquement. Malheureusement pour nous, dans le bombardement qu'a eu à subir Strasbourg, notre thèse a été détruite.

Il nous restait quelques observations recueillies pendant notre internat dans le service de M. le professeur Sédillot; nous avons pensé que les deux faits inédits de résection coxo-fémorale seraient intéressants, surtout à cause du petit nombre de cas analogues existant en France.

L'opération de la résection de la hanche n'a été admise chez nous qu'avec une certaine hésitation. En Angleterre Anthony White la pratiqua pour la première fois en 1821 ; en France il faut attendre à 1847 pour trouver un chirurgien assez hardi pour enlever la tête du fémur. L'insuccès de l'opération de Roux fit laisser une seconde fois de côté ce moyen héroïque de traitement. Pendant huit ans on n'en trouve plus aucun cas chez les Français.

En 1855 Marjolin, puis M. Dolbeau en 1862 et M. Gosselin la reprennent. Leurs malades meurent. M. Sédillot opère un soldat en 1858 ; mais il est obligé de lui évider en même temps la plus grande partie du fémur ; après 10 mois le blessé succombe. Le premier succès dans notre pays appartient à M. le professeur agrégé Bœckel, qui en 1864 réséqua à Strasbourg un petit garçon et le guerit. Depuis ce temps cette opération a été répétée plusieurs fois tant à Strasbourg qu'ailleurs. Nous avons eu personnellement la bonne fortune de la voir, pendant le cours de mos études, pratiquer quatre fois ; une fois par M. Bœckel, une fois par M. Sarrazin, professeur agrégé et médecin major, et deux fois par M. Sédillot. Nous rapportons dans notre thèse l'histoire des deux derniers malades.

Un premier chapitre est consacré aux préliminaires : anatomie, physiologie, et en quelques traits l'histoire de la coxalgie. Dans un deuxième nous essayons de poser et de discuter les indications et contre-indications. Nous cherchons surtout à démontrer que la temporisation poussée à l'extrême est plus dangereuse que l'intervention. Nous voudrions voir mettre plus souvent dans la balance, d'un côté les chances que donne une lésion qui se trouve dans les conditions d'une fracture avec plaie, de l'autre celles qu'offre au malade une affection douloureuse, longue, épuisante, qui guérira en laissant membre toujours ankylosé, atrophié, et quelquefois en position vicieuse.

Les procédés opératoires sont ensuite examinés et à ce sujet nous en proposons un nouveau qui appartient à notre savant maître de Strasbourg, M le professeur Sédillot.

Nous terminons le chapitre par quelques considérations statistiques, sur la valeur de l'opération et la mortalité qu'elle entraîne.

Les plaies de guerre fournissent le chapitre III.

Dans le IV° nous rapportons deux observations à l'appui de notre thèse. Nous terminons par quelques conclusions.

DE LA

RÉSECTION COXO-FÉMORALE.

CHAPITRE PREMIER.

PRÉLIMINAIRES.

I. Anatomie et physiologie de l'articulation coxo-fémorale.

L'articulation coxo-fémorale se fait entre la cavité cotyloïde de l'os iliaque d'une part et la tête du fémur d'autre part. C'est le type le plus parfait de l'énarthrose.

La cavité cotyloïde est placée au point de jonction des trois pièces qui constituaient primitivement l'os des iles ; cette disposition très-apparente, chez les sujets, et à l'âge où sont le plus fréquentes les coxalgies, présente à notre point de vue le plus grand intérêt. La forme générale de la cavité est celle d'une portion de sphère creuse ; mais sur le squelette dépouillé des parties molles, elle n'atteint pas entièrement le volume d'une demi-sphère. Elle regarde en bas, en dehors et un peu en avant, et est remarquable par son aspect rugueux en certains points, lisse et articulaire en d'autres. La portion lisse en forme de fer à cheval à concavité tournée en bas, occupe

2

la périphérie de la cavité cotyloïde ; elle seule est articulaire et re
pose sur une portion de l'os épaisse à tissu spongieux, mais néanmoins très-solide.

La portion rugueuse ou arrière-fond, correspond au reste de la
cavité cotyloïde, et se continue en bas avec la grande échancrure,
laquelle donne attache au ligament rond. Cette portion rugueuse est
extrêmement mince, et transparente même chez l'adulte. C'est à
ce point que correspond le lieu de réunion des trois pièces qui
constituaient primitivement l'os iliaque. C'est donc un des points
dont l'ossification est complétée le plus tard ; ce n'est en effet
que de 12 à 13 ans que le cartilage a complétement disparu pour
faire place au tissu osseux. Cette partie de la cavité cotyloïde correspond dans le petit bassin à la surface quadrilatère située au-
dessus du trou ovale et sur laquelle s'insère l'obturateur interne.

L'on conçoit *à priori* toute la valeur de cette disposition anatomique relativement à la question qui nous occupe. La cavité cotyloïde et le petit bassin ne sont séparés par une lamelle
fragile dont on aura à craindre l'usure et la destruction plus ou
moins complète dans les affections de l'article qui sont accompa-
gnées de suppuration, de destruction du cartilage, et de l'os,
comme dans la coxalgie arrivée à la carie.

Le pourtour de la cavité cotyloïde est ondulé, de telle façon que
lorsqu'on cherche à le faire reposer sur un plan horizontal, on voit
qu'il n'y touche que par trois points entre lesquels se voient trois
dépressions ou échancrures. De ces trois points saillants, deux correspondent aux extrémités libres de la portion articulaire de la cavité. L'un est en haut et en avant et forme en quelque sorte le
corps, la base de l'éminence iléo-pectinée ; l'autre est en bas et en
arrière, et se continue réellement avec la grosse tuberosité ischiatique dont il n'est séparé que par la coulisse de glissement de l'obturateur externe. Le troisième point saillant occupe la partie supé-

rieure du rebord cotyloïdien et correspond à l'épine iliaque antérieure et inférieure à qui il semble servir de point d'appui. Entre
ces trois points, trois échancrures qui sont nécessairement, l'une
antérieure, l'autre postérieure, l'autre inférieure. Chacune d'elles
correspond à la jonction de deux des os qui composent l'os des iles.
Ces échancrures dont la connaissance très-utile au chirurgien ex-
plique si bien le mécanisme de toutes les luxations coxo-fémorales,
n'ont pour nous qu'un intérêt secondaire.

Immédiatement en dehors du rebord cotyloïdien, se voit la portion de l'os coxal appelée sourcil cotyloïdien ; plus en dehors : en
haut la fosse iliaque externe, en arrière la grande et la petite échancrure sciatique ; en bas et un peu en dedans le trou ovale ; en avant
et en haut l'éminence iléo-pectinée.

Du côté du fémur, une tête très-régulièrement arrondie, repré-
sentant plus d'une demi-sphère, d'un rayon égal à celui de la cavité cotyloïde, lisse et recouverte de cartilage sur toute sa surface,
sauf en un point relativement peu étendu et qui n'occupe point le
centre de la tête ; il est placé immédiatement derrière un plan ver-
tical passant par l'axe de la tête, à la jonction du tiers inférieur
avec les deux tiers supérieurs.

Cette tête du fémur est supportée par un col oblique, rétréci à
son milieu, appelé col anatomique du fémur, et dont l'obliquité
très-discutée et variable d'ailleurs suivant l'axe, le sexe et les individus fait avec l'axe du corps un angle obtus de 120° à 130° en
moyenne. D'ailleurs c'est encore là un point, qui de première im-
portance lorsqu'il s'agit des fractures, n'est que très-secondaire au
point de vue de la coxalgie ou de la résection de la tête osseuse.

En avant, le col se continue directement avec la face antérieure
du fémur ; en arrière, il tombe obliquement sur la face postérieure
dont il est séparé par deux saillies, l'une en haut, en arrière et en
dehors, c'est le grand trochanter, l'autre en bas, en arrière et en de-

dans, c'est le petit trochanter. En avant, entre ces deux saillies, une ligne rugueuse, décrivant un angle à sommet dirigé en bas: c'est à cette ligne que s'attache la capsule. Enfin au-dessous le col chirurgical.

Les moyens d'union des deux os sont : le bourrelet cotyloïdien, une capsule avec un ligament de renforcement, enfin un ligament intra-articulaire.

Le bourrelet cotyloïdien est un fibro-cartilage triangulaire appliqué contre tout le pourtour du rebord de la cavité cotyloïde, sur lequel il s'insère, sauf au niveau de la grande échancrure où il passe d'une saillie à l'autre, de manière à transformer la grande échancrure en un trou par lequel s'engagent les vaisseaux. Le bourrelet s'applique exactement contre la tête fémorale qu'il étrangle en quelque sorte par son bord libre le plus étroit. Il concourt ainsi à maintenir la tête rigoureusement dans la cavité cotyloïde, non pas tant par sa propre résistance que parce qu'il joue en quelque sorte le rôle d'une soupape maintenant le vide nécessaire au contact régulier des surfaces osseuses ainsi que l'a montré l'expérience des frères Weber.

La capsule fibreuse très-épaisse, est un manchon, qui du côté du bassin, s'insère au pourtour de la cavité cotyloïde, au sourcil cotyloïdien, sauf au niveau de la grande échancrure où elle se comporte comme le bourrelet.

L'extrémité inférieure n'a pas d'insertion dans tout son pourtour. Seule, la partie antérieure s'attache à la base du col fémoral, à cette ligne anguleuse qui réunit en avant les deux tubérosités. En arrière elle est libre et n'est rattachée à l'os que par quelques faisceaux fibreux qui ne méritent pas le nom d'insertion.

La capsule ne présente pas partout la même épaisseur : c'est la partie antérieure qui est de beaucoup la plus épaisse, grâce au ligament de Bertin qui part de l'épine iliaque antérieure et inférieure, et vient se perdre au niveau de la ligne anguleuse qui réunit en avant les deux trochanters. Ce ligament, d'une épaisseur considérable, adhère intimement à la capsule, dont il fait en quelque sorte partie intégrante. Immédiatement en dedans de lui, la capsule en rapport avec le muscle proas est constamment amincie ; quelquefois même elle est complétement écaillée et laisse passer un cul-de-sac de la synoviale ; trois autres points se présentent encore avec une épaisseur moindre, ils correspondent aux trois échancrures du rebord cotyloïdien.

Le ligament intra-articulaire ou ligament rond, s'attache à la dépression rugueuse de la tête fémorale et se divise presque immédiatement en trois faisceaux, l'un moyen, qui se rend à l'arrière-fond de la cavité cotyloïde, et les deux autres latéraux aux deux extrémités de la grande échancrure cotyloïde. Le ligament rond dont le rôle principal paraît être de servir de support aux vaisseaux articulaires, présente des différences remarquables suivant les individus. Bien que capable le plus souvent de limiter certains mouvements, il est dans d'autres cas si faible qu'il paraît réduit à un simple repli de la synoviale.

La synoviale ne présente aucune particularité remarquable .

Cette articulation jouit de tous les mouvements : flexion, extension, adduction, abduction, circumduction et rotation. Les mouvements de flexion et d'extension s'opèrent autour d'un axe passant par les centres des deux cavités cotyloïdes, le premier d'arrière en avant ; le deuxième d'avant en arrière. Dans ces mouvements, la tête ne se déplace que très-peu dans la cavité ; mais tandis que la flexion est très-étendue et seulement limitée par le contact du membre inférieur contre le tronc, l'extension ne peut guère dépasser la verticale, grâce à la tension et à la résistance du ligament de Bertin et de la partie antérieure de la capsule, contre laquelle la tête vient faire saillie en avant si l'on exagère le mouvement.

Dans l'adduction et l'abduction la tête glisse dans la cavité cotyloïde de bas en haut et de haut en bas.

L'adduction très-limitée dans l'extension à cause de la tension du ligament rond, devient plus étendue dès que celui-ci est relâché par la flexion. L'abduction assez restreinte chez la plupart des individus est susceptible d'acquérir la plus grande étendue par l'exercice. La tête du fémur vient faire saillie contre la partie interne de la capsule, et le mouvement ne paraît limité que par la rencontre du bord supérieur du col du fémur et du pourtour de la cavité cotyloïde.

La circumduction n'est que la succession des mouvements précédents.

Dans la rotation, la tête glisse dans la cavité cotyloïde d'arrière en avant et d'avant en arrière, suivant que l'on fait un mouvement de rotation en dedans ou en dehors, le dernier est d'ailleurs le plus étendu.

II. De la coxalgie.

La coxalgie, ou douleur de la hanche, si nous voulons nous en rapporter à l'étymologie, est une affection assez complexe, qui ne fut bien connue qu'au commencement du siècle dernier et dont les anciens auteurs ne nous font mention qu'au point de vue des symptômes graves, la luxation du fémur, consécutive à la maladie. Donner une définition courte et précise, et pouvant néanmoins embrasser l'affection dans toutes ses métamorphoses nous paraît presque impossible. Que nous l'appelions, comme Nélaton, tumeur blanche de l'articulation coxo-fémorale, ou que nous disions, avec Vidal de Cassis, que c'est une affection de la hanche caractérisée par des douleurs plus ou moins vives, et accompagnée le plus souvent d'une déformation de la région, notre esprit ne s'en trou-

vera pas pour cela plus satisfait. Nous préférons tourner la difficulté
et nous arrêter à une description, aussi succincte que possible, du
mal dont nous avons entrepris d'esquisser un des modes de terminaison avec le moyen qui nous paraît le plus sûr pour y remédier.

L'affection éclate quelquefois brusquement et fait de rapides pro·
grès; d'autres fois; au contraire, sa marche est lente et en quelque
sorte insidieuse, comme si elle voulait tâter le terrain pour être
plus certaine de l'effet des coups qu'elle va frapper. C'est d'abord
une douleur particulière qui s'efface un moment pour reparaître
bientôt, un sentiment de raideur dans l'aine, suivi de gêne dans
l'articulation, une légère claudication et une faiblesse notable du
membre que le moindre mouvement fatigue. Bientôt, on observe un
changement qui le plus souvent n'est qu'apparent, dans la longueur
de la cuisse malade; le grand trochanter se trouve porté plus en
dehors et en bas, la fesse est plus plate, son pli plus profond ; le
membre entier est amaigri ; le genou, par sympathie devient le
siége d'une douleur insupportable, qui pourrait occasionner des
erreurs de diagnostic. Un temps plus ou moins long s'écoule, la
cuisse atteinte devient plus courte, la fesse prend une forme coni-
que et l'on s'aperçoit que la tête du fémur vient d'abandonner sa
cavité. C'est à ce moment parfois que l'on observe une certaine
rémission dans les douleurs; un peu de bien-être se fait sentir,
mais à peine le malade renaît-il à l'espérance que bientôt reprend
dans toute sa violence la douleur du genou; la fièvre hectique s'al-
lume, un empâtement de sinistre présage envahit la région, la fluctuation devient manifeste, des taches livides apparaissent, la peau
amincie et luisante n'offre plus qu'une résistance insuffisante ; elle
éclate et un flot de liquide séreux et purulent, en s'écoulant au dehors, procure au patient un soulagement de trop courte durée.
Bientôt tout s'assombrit; le pus devient ichoreux, les accidents
s'aggravent, des sueurs et une diarrhée colliquative se déclarent,

la fièvre hectique consume les dernières forces du malade, dont la mort dans le marasme vient enfin terminer les souffrances.

Au point de vue du traitement, l'affection doit être envisagée sous deux états bien distincts : le premier, caractérisé surtout par la douleur aiguë et la déformation du côté atteint ; c'est la période primitive ou sans suppuration ; le deuxième, pourra être appelé période consécutive ou de suppuration : c'est de la coxalgie à cette période seulement que nous nous occuperons.

A ce moment, si l'on étudie les modifications anatomo-pathologiques de l'article et des tissus ambiants, on trouve la membrane synoviale déjà très-notablement altérée ; elle est épaisse, œdémateuse, plus molle et plus rouge ; les franges sont devenues d'épais bourrelets, et déjà on leur trouve çà et là un aspect de granulations fongueuses. Le cartilage perd à sa surface son brillant bleuâtre ; les excroissances de la membrane synoviale commencent à le déborder sur les côtés et à se glisser entre les surfaces cartilagineuses opposées. Pendant ce temps, la capsule articulaire s'est également épaissie et a pris un aspect uniformément lardacé ; elle s'est aussi fortement œdématiée ; ce gonflement et l'œdème s'étendent petit à petit au tissu cellulaire sous-cutané et à la peau.

Parmi les modifications ultérieures, celles du cartilage devront surtout attirer notre attention ; elles ont été étudiées avec le plus grand soin et décrites avec une précision remarquable par Billroth à qui nous empruntons cette description. Les végétations de la synoviale, cette masse de granulations fongueuse et rougeâtre, s'étendent de proche en proche au-dessus de la surface du cartilage et finissent par le couvrir entièrement ; si on cherche à les écarter, on les trouve fortement adhérentes en certains endroits où elles forment des prolongements qui s'engagent jusque dans l'épaisseur du cartilage, et qui ne pourraient être mieux comparés, suivant l'expression de Billroth, « qu'aux racines qui partent d'une branche de lierre pour s'enfoncer dans le sol. » Peu à peu ces prolongements s'allongent et s'étendent en largeur en usant progressivement tout le cartilage. Celui-ci en effet, d'abord rugueux par places, puis perforé, finit par disparaître complétement ; la végétation fon gueuse pénètre alors jusque dans l'os et commence à le détruire à son tour.

Le processus morbide fait des progrès plus considérables tantôt en tel endroit, tantôt en tel autre ; telle partie des surfaces articulaires peut être presque entièrement détruite, tandis que telle autre conserve encore presque intact un revêtement cartilagineux. L'on conçoit très-bien de cette façon pourquoi la coxalgie même très-avancée n'entraîne pas toujours une luxation spontanée ; pourquoi encore il peut arriver que l'arrière-fond de la cavité cotyloïde soit perforé ; c'est que l'usure et la destruction marchent plus rapidement ici que là et qu'elles rongent tel point sans s'arrêter sur tel autre. Cependant il y a, en quelque sorte, des lieux d'élection, ou, pour mieux dire, des points où l'usure sans être pour cela plus considérable qu'ailleurs, amène des résultats plus graves, plus sensibles au moins. N'est-il pas évident *à priori*, que même en supposant régulière la marche du processus destructeur, le rebord de la cavité cotyloïde, et le fond de cette cavité, auront déjà disparu, alors que les autres parties présenteront encore une épaisseur considérable ? Pour le fond de la cavité cotyloïde, il paraît y avoir, indépendamment de la raison d'épaisseur, un autre motif, sur lequel les Allemands ont beaucoup insisté : ils comparent cet accident à la gangrène par *decubitus* et ils ont imaginé, pour rendre compte de leur manière de voir à ce sujet, l'expression de destruction cartilagineuse et osseuse par *decubitus* ou par pression ; ici c'est la tête du fémur qui, naturellement, et par simple action de pesanteur, vient constamment s'appuyer sur l'arrière-fond cotyloïdien. Cette explication a certes au moins le mérite d'être ingénieuse ; elle n'a rien d'invraisemblable, et sans vouloir la discuter ici, nous la croyons souvent vraie. L'observation montre d'ailleurs que ces cas

3

de perforation ne sont pas absolument rares ; pourquoi cette cause, la pression, ne jouerait-elle pas vis-à-vis du système osseux, le même rôle qu'elle joue si manifestement à l'égard des autres tissus ?

Disons encore pour terminer cet aperçu de la marche anatomo-pathologique de la coxalgie, que la membrane synoviale modifiée, végète aussi de la même manière en dehors du côté de la capsule ; celle-ci, le tissu cellulaire sous-cutané, la peau, se transforment alors tantôt en un point, tantôt en un autre, en masses fongueuses avec ou sans formation de pus, et c'est ainsi qu'il se produit des perforations à travers la peau, des fistules qui communiquent soit directement avec l'articulation, soit avec une poche synoviale.

CHAPITRE II.

De la résection coxo-fémorale.

Nous adopterons la définition de Heyfelder qui dit : « Nous entendons par résection de la hanche l'ablation de la tête fémorale avec ou sans le col et les trochanters, avec ou sans la cavité cotyloïde. »

Elle nous semble comprendre tous les cas possibles.

Nous allons maintenant étudier dans quels cas on doit faire cette opération, quels sont les procédés pour l'exécuter et sa valeur.

I. Indications et contre-indications.

Nous abordons ici la partie la plus difficile de notre travail. L'opération étant admise comme praticable et pouvant donner de bons résultats, quel est le moment où il faut opérer et quels sujets faut-il opérer ? Une difficulté complique encore la question. L'articulation coxo‑fémorale est située profondément dans les chairs ; le diagnostic anatomo-pathologique ne peut pas toujours se poser d'une façon précise.

Nous tirerons nos indications de l'état général et de l'état local.

On a dit que la constitution devait être examinée avec le plus grand soin. La diathèse scrofuleuse est pour beaucoup de médecins un motif pour ne pas opérer. Nous sommes évidemment du même avis ; nous pensons que si elle est très-prononcée, si ses manifestations sont multiples, si par exemple outre la carie de la hanche, il y a carie de la colonne vertébrale, ou du sternuum, il faut s'abstenir. Nous pensons que si le sujet était porteur de nombreux ganglions lymphatiques engorgés, si des accidents scrofuleux cutanés ou autres existaient, on serait exposé à voir ce qui se produit lorsque l'on ampute un de ces malades La diathèse n'est pas épuisée ; elle reparaît sur une autre articulation. Nous nous rappelons avoir vu à Strasbourg, à la clinique, pendant notre internat, un cas de ce genre. Il s'agissait d'un enfant qu'on amputa de la jambe droite. Cette opération réussit et le malade guérit. Peu de temps après survint une tumeur blanche du poignet qui s'ulcéra et une carie du sternum. Le petit patient mourut dans le marasme. Mais pourquoi ne tenterait-on pas d'agir sur l'état général? Une bonne nourriture, l'air pur, les amers, les toniques, l'huile de foie de morue, les bains de mer ou les eaux minérales arrêteront peut-être le mal et permettront d'essayer dans de bonnes conditions une opération , lorsqu'il sera devenu local. Un tempérament purement lymphatique, avec tendances aux inflammations chroniques, ne serait pas pour nous un motif de non-intervention. L'organisme recevrait une excitation nouvelle par la suppression d'une maladie épuisante ; on verrait dans beaucoup de cas la santé générale s'améliorer.

La phthisie avancée, arrivée au degré de ramollissement ne laisse aucun espoir de sauver le malheureux qui en est atteint; mieux vaut dans ce cas lui épargner un traumatisme inutile qui ne ferait que hâter sa fin. Il faut se borner dans ce cas à soulager et à soutenir la vie. Mais le rôle du médecin, à notre avis, ne doit pas être aussi expectant dans la phthisie au début. En tarissant la source d'une suppuration qui fait perdre journellement à l'organisme des quantités de liquides, on peut espérer enrayer le mal. L'existence peut être prolongée de plusieurs années, surtout si l'état de fortune du patient lui permet de se placer dans de bonnes conditions hygiéniques.

Souvent les malades ne demandent l'intervention de l'art que quand ils sont arrivés à un état de faiblesse extrême. On voit alors des gens maigres, pâles, ayant perdu le sommeil et l'appétit et que la fièvre hectique consume lentement. En considérant cette frêle existence, on se dit que jamais il n'y aura assez de vitalité pour faire les frais d'une pareille opération. Mais à ceci je répondrai : ne voit-on pas tous les jours amputer, *in extremis*, des malades pour des suppurations intarissables qui minent l'organisme. Lorsqu'un membre a perdu presque tous ses téguments à la suite d'une brûlure, que la réparation est devenue impossible, on ôte au malade ce poids qui l'entraînait dans la tombe.

Ici les conditions sont analogues. De longues souffrances, des suppurations chroniques, ont vaincu l'organisme. Enlevons la source de tous ces maux, soulageons cette position si pénible, et peut-être la nature sera-t-elle assez puissante pour supporter un traumatisme qui ne coûtera en somme pas beaucoup plus de frais que l'entretien de la lésion elle-même. Et puis on rencontre tous les jours des organisations si vivaces que la vie semble ne les abandonner qu'à regret. Tenter dans ces cas un moyen extrême de salut est un devoir. Tel est aussi l'avis d'un de nos maîtres les plus éminents, M. le professeur Sédillot. Dans ses contributions à la chirurgie, il rapporte à ce propos le fait suivant. Un enfant sort de la prison de Strasbourg pour être admis dans le service de M. le professeur Tourdes. Il est dans un état d'émaciation complète. Il y a coxalgie avec carie et suppuration. Perte de sommeil et d'appétit; cris continuels. La vie semble devoir s'éteindre d'un moment à l'autre. On n'ose pas espérer à cause des conditions défavorables. L'enfant cependant vit encore six semaines. Notre savant maître croit que l'opération l'eût sauvé.

Il nous reste à nous occuper de l'âge. Nous ne croyons pas que cela soit un motif suffisant pour ne pas opérer. On se décide à amputer la cuisse même à des vieillards, ou à faire d'autres mutilations graves. Pourquoi, si c'est la seule chance de salut pour le malade, attendre inactif l'issue fatale? D'ailleurs l'expérience a déjà répondu à cette objection en montrant qu'un homme de 54 ans avait pu guérir.

Voyons maintenant l'état local.

Lorsqu'il y a des abcès extra ou même intra-articulaires, la guérison spontanée peut avoir lieu. L'ouverture de l'abcès, les débridements pour assurer le libre écoulement du pus, l'immobilisation dans une bonne position et les moyens généraux, ont certes une grande puissance. Mais si, malgré cela, la suppuration ne tarit pas, si le malade perd l'appétit et le sommeil, si la diarrhée et la fièvre hectique s'emparent de lui, il faut se hâter d'intervenir. Il ne faut pas attendre trop longtemps, sans cela les complications constitutionnelles et locales feront que la résection restera sans succès. Les fusées purulentes et les fistules n'empêcheront pas l'opération. Elles sont entretenues par la présence des parties malades. Qu'on enlève la cause et l'effet cessera. Dans la plupart des cas, on verra l'induration diminuer, les trajets se sécher et s'oblitérer.

Nous croyons que dans ce cas une exploration bien faite peut influer beaucoup sur la détermination du chirurgien. Une incision exploratrice peut être faite sans inconvénient. On la dirigera de façon à ce qu'elle puisse, selon la décision que l'on prendra, conservation ou intervention, servir à l'écoulement complet du pus ou à être utilisée pour l'opération. Le doigt porté dans la profondeur des parties appréciera les désordres, ou à son défaut la sonde de femme. Si l'on reconnaît que l'articulation est ouverte, que la carie a dé-

truit une grande partie de la tête ou du col, nous pensons le moment venu d'extirper les tissus morbides, surtout si l'état général
annonce un péril imminent. L'expectation fera courir autant et
plus de dangers, croyons-nous, au malade. S'il guérit dans ces cas
ce sera après des années de souffrance, pour conserver un membre
atrophié et souvent dans une position mauvaise. S'il n'y a pas d'ouverture par où l'on puisse explorer, faut-il toujours attendre ? Nous
pensons que lorsqu'on aura épuisé tous les moyens de traitement
sans succès, si l'on sent de la fluctuation profonde, si les douleurs
deviennent très-vives malgré la bonne position donnée au membre,
si l'on voit l'état général péricliter, l'on devra sérieusement penser
à la résection. On chloroformisera le patient et pendant l'anesthé-
sie on étudiera les mouvements. Si l'on sent des surfaces rugueuses
et dénudées produisant de la crépitation, il faudra craindre que le
contact de ces parties malades les unes avec les autres, n'entre-
tienne la carie par *decubitus*, et ne prépare une perforation du bassin. Nous avons eu l'occasion pendant notre internat à Strasbourg
de faire l'autopsie d'un enfant atteint de coxalgie. La suppuration
ne s'était pas fait jour hors de l'article; mais le fémur était carié,
la cavité cotyloïde cariée, usée et perforée; le pus avait fusé dans
le bassin et avait occasionné une péritonite mortelle. Cette terminaison sera surtout à craindre chez les enfants scrofuleux et ché-
tifs, chez qui l'ossification de l'acétabulum ne s'achève que très-
tard.

Un certain nombre de chirurgiens demandent pour opérer que
la tête du fémur soit luxée et regardent l'absence de la luxation
comme une contre-indication. Certainement lorsque cette condition existe, l'opération est beaucoup plus facile; mais nous ne la
croyons pas nécessaire. Nous avons déjà indiqué le danger qu'il y a
à laisser le processus morbide évoluer trop longtemps. L'ankylose
peut être espérée aussi longtemps que la luxation n'est pas faite.
Ce serait là l'issue la plus favorable, sans aucun conteste, mais la

perforation dans le bassin peut aussi se faire, et le malade peut mourir d'épuisement. Nous croyons que lorsque la thérapeutique la mieux dirigée a été impuissante, lorsque la question de vie ou de mort se pose, on doit, si on le juge utile, opérer sans que cette condition soit remplie.

Une autre objection est tirée de l'état de la cavité cotyloïdienne. Syme nie la curabilité de la carie et blâme la résection. A cela nous répondrons que l'acétabulum n'est pas toujours malade. De plus, des cas de guérison spontanée existent dans la science. Fergusson opéra en 1849 et en 1857 deux malades pour coxalgie chronique. Il y avait eu luxation spontanée du fémur, et la cavité cotyloïde fut trouvée comblée par un tissu osseux de nouvelle formation. Parkmann en 1854 opéra un autre malade. La cavité cotyloïde était atteinte. Trois mois après le patient était guéri.

Si la nature par ses seules forces peut arriver à une terminaison heureuse, à plus forte raison obtiendra-t-on ce résultat si l'on se place dans de bonnes conditions et si l'on porte directement sur les portions malades des agents thérapeutiques. M. Sédillot propose le fer rouge; dans les deux observations que je cite, il employa le perchlorure de fer. La guérison n'en fut pas moins atteinte dans un des cas (enfant) et dans l'autre (jeune fille), l'acétabulum était comblé par les bourgeons charnus quand une hémoptysie foudroyante emporta la malade.

Dans l'opération que fit M. Bœckel en 1868, il porta sur quelques portions malades une rondelle de pâte de conquoin. Nous regrettons vivement de ne pas pouvoir relater ici ce fait clinique si remarquable. Du reste, si le cartilage était simplement érodé, si la carie n'avait atteint que le sourcil cotyloïdien, pourquoi ne pas ruginer les portions atteintes, ou bien ne pas les enlever avec la gouge et le maillet?

Un fait très-important à ce sujet, c'est que la perforation de la cavité n'empêche pas forcément une heureuse terminaison. En 1856 Textor opéra un malade qui avait une lésion de ce genre avec un abcès du bassin. Il fit la résection du fémur, du grand trochanter et de la cavité cotyloïde. L'abcès du bassin sous l'influence de la pression des viscères se vida par cette ouverture. M. le professeur Sédillot qui vit le malade à Wurtzbourg, rapporte qu'avec le doigt introduit par l'ouverture, on sentait très-bien l'aponévrose pelvienne qui limitait la collection purulente. La guérison fut complète. Nussbaum, en 1856, fit la résection de la cavité cotyloïdienne pour une carie avec perforation. Il retrancha un tiers du fémur. Le malade guérit avec 3 pouces et demi de raccourcissement. Il marchait avec un appareil.

Une autre fois le même chirurgien opéra pour un cas de carie avec perforation de l'acétabulum. Résection du fémur au-dessous du grand trochanter et de la cavité cotyloïdienne. Le malade marchait quatre mois après avec des béquilles.

Enfin, en 1857, Erichsen réséqua la tête du fémur, la cavité cotyloïde et une partie de l'ischion qui étaient malades. Il y avait fièvre hectique et état général grave. Cependant le malade guérit.

Un dernier reproche fait à cette opération est le danger de l'hémorrhagie. Quelle est donc l'opération qui n'y expose pas? Dans cette région on ne court le risque que de blesser quelques branches de la fessière ou de l'ischiatique. La ligature, le tamponnement simple ou avec le perchlorure, et au besoin le fer rouge, arrêteront toujours l'écoulement de sang.

Le procédé opératoire avec le cautère électrique, proposé par M. Sédillot, et que nous relatons plus loin, mettra du reste toujours à l'abri de ce danger. Il aura en même temps l'avantage de permettre avec le même instrument, si le besoin en est, d'agir sur la cavité cotyloïdienne.

II. Procédés opératoires.

L'opération résolue, comment la fera-t-on?

Quand on jette un coup d'œil sur une pièce anatomique, on voit que l'articulation coxo-fémorale n'est pas abordable par la partie postérieure et interne, ni en avant. En arrière on rencontre les terminaisons de l'iliaque interne et le nerf sciatique qui chemine entre la tubérosité sciatique et le grand trochanter. En avant se trouvent les gros vaisseaux de la ouisse, et en dedans l'artère obturatrice et le nerf du même nom. On ne peut donc l'atteindre qu'en dehors par la face externe.

Incision des parties molles. — On trouve autant de procédés qu'il y a de genres d'incision.

Wilhe Charles, de Manchester, qui le premier proposa la résection, écrivait : « J'ai fait sur le cadavre une incision au côté externe de l'articulation de la hanche, et je la continuai sous le grand trochanter. Alors coupant le ligament capsulaire et tournant le genou en dedans, la tête du fémur fut obligée de sortir de sa capsule. Je la sciai facilement, et je ne doute pas que cette opération ne puisse être faite sur le vivant avec un grand espoir de succès. » (Trad. de M. Lefort Léon, *De la résection coxo-fémorale*, mém. de l'Acad. de méd., t. XXV.)

Cette incision simple se complique d'une incision horizontale de façon à faire une ┼.

Procédé de Seutin. — Ce chirurgien donne 8 centimètres de long à chaque branche de la croix.

Rossi supprime la partie antérieure de l'incision et obtient un ⊢ renversé.

Roux taille un lambeau quadrilatère sur le côté externe de l'articulation.

Jœger donne à son lambeau une forme triangulaire à base inférieure. Dans le procédé de Velpeau une incision semi-lunaire à convexité inférieure forme un lambeau allant de l'épine iliaque antérieure et supérieure à l'ischion.

M. Sédillot propose de faire cette incision à convexité supérieure pour embrasser le trochanter. Enfin il ajoute au lambeau de Velpeau une raquette inférieure.

Roser fait une incision suivant la ligne du col du fémur, divisant les muscles iliaque, couturier, droit antérieur, et celui du fascia lata. Le nerf crural n'est pas touché. On divise la capsule à son insertion au col et on achève comme dans les autres procédés.

Quel est le meilleur procédé? Nous croyons que tous peuvent être employés avec succès à condition que l'on ait du jour. Les parties que l'on va retrancher sont situées profondément; il faut que l'on puisse manœuvrer à son aise.

Souvent l'on sera guidé dans le choix du procédé par le désir d'utiliser, soit une incision exploratrice ou curative, soit une fistule, soit une plaie existant déjà.

On coupe ensuite le petit et le moyen fessier, les jumeaux, le pyramidal et l'insertion de l'obturateur au grand trochanter. On arrive à ce moment sur la capsule articulaire qu'on coupera le long du sourcil cotyloïdien.

Ici se soulève une discussion : Faut-il faire la section osseuse avant de désarticuler ou bien faire sortir d'abord le fémur de sa cavité articulaire? Plusieurs chirurgiens, parmi lesquels nous citerons M. le professeur Michel, de Strasbourg, pensent qu'il faut d'abord luxer. On arrive à produire ce résultat en portant le membre dans l'adduction forcée. On porte une main sur le genou, l'autre sur la jambe, et l'on a ainsi un puissant levier. La tête fait facilement saillie; elle sort complétement lorsque le ligament rond est coupé. Dans beaucoup de cas il est déjà détruit par la maladie. Malgaigne allait plus loin et déclarait l'ablation du grand trochanter indispensable pour diviser les dernières parties molles et déplacer la tête.

On glisse ensuite une lamelle de bois derrière le col que l'on scie très-facilement.

M. Sédillot, au contraire, regarde comme inutile dans beaucoup de cas et même nuisible de produire la luxation. Il dénude le col et glisse derrière une lamelle de bois ou de métal pour protéger les parties profondes, et la section osseuse se fait.

Un autre procédé est encore employé par lui. Il porte un fort fil de soie derrière le col à l'aide d'une grande aiguille d'Astley Cooper. Ce fil sert à entraîner une scie à chaîne avec laquelle on terminera facilement l'opération.

La tête restée dans la cavité présente alors des difficultés pour la désarticulation et l'extraction. Mais on arrivera toujours à la saisir soit avec une pince à polype, une pince de Musseux ou un davier. Si l'on échoue, on y plante un tire-fond qui donne un point d'appui solide pour achever l'opération. (Section des ligaments et extraction.)

En agissant ainsi, notre illustre maître a pu couper une fois le col en conservant la partie inférieure de la capsule. L'enfant guérit très-bien. Trois ans après, M. Sédillot le présenta à la Société de Médecine de Strasbourg. Voilà comment son état est décrit dans le compte rendu de la séance :

« L'enfant est resté depuis son opération dans un état de santé
« excellent et est parfaitement guéri. La flexion, l'extension, l'ad-
« duction et la rotation de la cuisse sont aussi libres que du côté
« sain; l'abduction seule n'est pas aussi étendue. On sent, en po-
« sant la main sur le grand trochanter, qu'une nouvelle articula-
« tion enarthrodiale s'est produite au niveau du contour supérieur

« de la cavité cotyloïde. La cicatrice est enfoncée et le malade
« peut marcher, courir et sauter avec la plus grande facilité. »

Ce résultat est aussi bon qu'il peut l'être; nous ne croyons pas
qu'on puisse l'atteindre par aucun autre procédé.

Nous devons revenir maintenant encore un instant sur la section
des parties molles. Jusqu'ici on ne l'a faite qu'avec l'instrument
tranchant.

Dans le courant de l'année 1870, M. Sédillot a fait plusieurs
belles opérations à l'aide du cautère électrique, entre autres trois
amputations de jambe. Nous avons pu observer que le couteau
électrique de Middeldorpf divisait les chairs aussi bien que le meilleur bistouri quand on veut l'employer très-chaud; mais pour
avoir une hémostase complète, il faut agir avec un instrument
moins chaud, qui sectionne moins vite. Dans une conférence que
nous fit sur ce sujet notre savant maître, il dit qu'il croyait très-
possible de diviser les parties molles à l'aide de ce couteau dans
les résections. Il cita en particulier la résection de la hanche,
comme offrant un cas très-favorable. Il annonça la résolution
d'opérer par cette méthode aussitôt que l'occasion s'en présente-
rait. On se mettrait ainsi à l'abri du danger de l'hémorrhagie chez
les sujets affaiblis. De plus, comme l'ont prouvé ses amputations,
après l'opération il y a une escharre dure et ferme qui forme un
tégument artificiel, et il n'y a aucune douleur et pas de fièvre traumatique. La section osseuse se ferait par les moyens ordinaires,
avec la scie ou la pince de Liston.

Soins consécutifs. — Le pansement sera simple; on peut sans
inconvénient tamponner la plaie avec de la charpie imbibée d'eau
de Pagliari ou de perchlorure de fer. La suppuration établie, les
pansements aromatiques et désinfectants donneront de bons résultats. Ce qu'il importe, c'est d'éviter la stagnation du pus; on y
arrivera en mettant dans la plaie un tube métallique ou un très-

gros drain en caoutchouc qui pourra servir à faire des injections.

La meilleure position pour le malade est le *decubitus dorsal*. Elle favorise l'écoulement du pus et est facile à garder.

Quant à celle à donner au membre, il faut le rapprocher du bassin pour qu'il y prenne des adhérences et maintenir l'immobilité dans une bonne direction. « Les bandages appliqués aux membres « réséqués, dit M. le professeur Bœckel, doivent remplir deux « conditions difficiles à réunir : d'une part, l'immobilité complète « des parties; de l'autre, le facile accès de la plaie pour les pan- « sements et soins de propreté. »

On arrive selon les indications à ce but à l'aide de la boîte de Baudens, de la gouttière de Bonnet, etc., ou de l'appareil plâtré. Nous avons vu un de ces appareils appliqué avec une rare habileté par M. Bœckel. Il était composé de bandes plâtrées, renforcées par des attelles de zinc. Il embrassait la jambe, la cuisse et tout le bassin. Une fenêtre fut pratiquée au niveau de la plaie.

M. Sédillot ne regarde pas comme indispensable l'application de moyens contenteurs. Il cale simplement les membres avec des coussins de balle d'avoine, comme on peut le voir dans nos deux observations. Il se fie à l'instinct du malade pour maintenir l'immobilité.

III. Appréciation de l'opération.

Résultats définitifs. — Nous allons citer à ce sujet une statistique que nous empruntons au beau travail de M. L. Lefort.

Sur quarante-trois guérisons, on obtient :

Membre utile ou très-utile	15 fois.
Marche sans soutien	3 —
Marche avec claudication	1 —

Marche avec soulier à talon	1	fois.
Marche avec appareil.	4	—
Marche avec deux béquilles	2	—
Marche avec une béquille	2	—
Marche avec une canne	2	—

Un malade pouvait parcourir quatre kilomètres; un autre jusqu'à trente.

Nous avons déjà parlé du malade présenté par M. Sédillot à la Société de Médecine de Strasbourg; qu'on nous permette d'en rapprocher le cas suivant, qui appartient à M. Bœckel.

Ce chirurgien fit, en 1864, la résection du fémur au niveau du petit trochanter à un enfant de dix ans. Coxalgie avec luxation et carie. Phlegmon de la cuisse. La cavité cotyloïde est restée intacte. Les dernières fistules ne se fermèrent qu'au bout de dix-huit mois. En 1869, la guérison est complète : le petit opéré marche sans canne, boîtant légèrement. Les mouvements de la nouvelle articulation sont fort libres.

Nous pouvons espérer le même résultat chez l'enfant dont nous rapportons l'histoire.

Comment s'obtient ce résultat? les autopsies sont encore trop rares pour qu'on puisse décrire anatomiquement ce qui se produit.

Dans certains cas (observ. de M. Sédillot) le fémur remonte et vient former une pseudarthrose avec le rebord cotyloïdien. Il peut se faire là une capsule fibreuse plus ou moins complète, ou bien des adhérences ligamenteuses. Quant aux os, leur surface devient éburnée.

Des ponts osseux, un vrai cal, peuvent unir les parties réséquées. Il y aura alors ankylose; ou bien il peut se faire quelque chose d'analogue à ce qui se passe dans la fracture de la rotule. Un tissu fibreux très-court s'interpose entre les deux os et il y a encore ankylose. Dans ces cas le malade gagne en solidité ce qu'il a perdu en mouvement. Un des inconvénients de l'opération chez les sujets jeunes est l'arrêt de développement du membre.

Mortalité. — Dans une statistique publiée par Heyfelder, il est fait mention de 71 opérations. L'issue de 5 cas est restée inconnue. Il y a 33 succès et 33 morts ; ce qui donne 50 décès $^o/_o$. F. Good cité par L. Lefort donne une autre statistique. Elle va de 1860 à 1868 et porte sur 112 observations. Il y a 52 cas de guérison et 60 morts, ce qui donne 53 $^o/_o$ de morts. La statistique répartie entre les divers pays donne :

France.	85,71	0/0 de décès.
Russie.	66,67	—
Allemagne.	64,71	—
Amérique	44,83	—
Angleterre.	34,37	—

La supériorité reste donc acquise à l'Angleterre. Comment s'expliquer ce résultat ? En effet les chirurgiens français n'ont rien à envier pour l'habileté opératoire aux nations étrangères. Nous croyons avec MM. les professeurs Sédillot et Michel que cela vient de ce que les indications opératoires étant difficiles à poser, on temporise trop chez nous. L'on ne doit pas attendre pour opérer que la vie soit sur le point de s'éteindre. A la Faculté de Strasbourg depuis quelques années lorsque les traitements échouaient on n'hésitait pas à intervenir.

Voilà la statistique des hôpitaux de cette ville depuis 1864.

N[os].	ANNÉES.	OPÉRATEURS.	MORTS.	GUÉRISONS.
1.	1864.	Bœckel.	»	1
2.	1865.	Sédillot.	»	1
3.	1868.	Bœckel.	»	1
4.	1870.	Sédillot.	1	»
5.	1870.	Sédillot.	»	1
6.	1870.	Sarrazin.	»	1

Nous avons donné des résumés des observations 1 et 2. Nous publions 4 et 5. Nous regrettons de ne pas avoir les détails des deux autres.

Il faut remarquer à la suite de ceci que le climat de Strasbourg est favorable pour les grands traumatismes. Ainsi l'opération césa-rienne·y a plusieurs fois réussi et presque toute la semaine M. le professeur Kœberlé y fait des ovariotomies, dont un grand nombre sont heureuses.

Pour la résection dans les cures de blessure de guerre, l'expé-rience ne nous semble pas encore assez probante, nous le verrons plus loin, et les cas sont trop peu nombreux pour qu'on puisse en tirer des conclusions.

En résumé nous croyons que la résection est supérieure à la désarticulation. Elle conserve d'abord un membre qui pour le moins pourra guider un appareil prothétique, et dans beaucoup de ces cas rendre des services. Nous croyons aussi qu'elle expose moins le malade que la désarticulation de la cuisse qui dans la meil-leure statistique donne 55 %, de mortalité (Heyfelder). Une autre, de Guenther, donne sur 123 désarticulations 82 décès, soit 66,6 %, de morts.

CHAPITRE III.

De la résection coxo-fémorale dans les plaies de guerre.

Frappés de la gravité de la désarticulation de la cuisse et du peu de cas de guérison à la suite de cette opération, plusieurs chirurgiens se sont demandé si on ne pourrait pas intervenir d'une manière moins dangereuse pour le malade et si la résection de la hanche, faite pour plaie de guerre, né parviendrait pas à arracher quelques blessés à la mort. Dans le traité de Chirurgie d'armée de M. Legouest nous trouvons la statistique suivante pour les désarticulations :

Opérations immédiates 30 cas, 30 morts.

. Opérations médiates 14 cas, 8 morts.

Nous avons vu aù moins dix désarticulations primitives de la cuisse pendant notre séjour à l'armée du Rhin et à l'armée de la Loire; aucun blessé n'a guéri.

Ces résultats sont déplorables. L'art est réellement désarmé en présence des lésions articulaires de la hanche qui *à priori* ne semblent cependant pas entraîner avec elles un pronostic aussi grave.

Oppenheim fit la première résection coxo-fémorale pour traumatisme en 1829 dans la guerre des Russes contre les Turcs. Son malade mourut. L'opération fut faite depuis 10 fois. Un seul malade guérit. Ce fut l'opéré de M. O'Leary, chirurgien de l'armée Anglaise à Sébastopol (1855). Au bout de trois mois le sujet était en bon état. Le fémur était plus court de 5 pouces. Les mouvements commençaient à revenir. Quelques fistules suppuraient encore. En 1856 au mois d'avril le malade était entièrement rétabli. Les mouvements étaient revenus, sauf la rotation restée limitée et douloureuse. Le genou était ankylosé.

Nous ne savons pas si dans la campagne qui vient d'avoir lieu des opérations du même genre ont été tentées. Les résultats ne sont pas encore publiés.

La statistique que nous venons de donner ne suffit certainement pas pour faire adopter ou rejeter une opération. Le nombre de cas relatés est trop restreint. Toutefois en comparant avec la désarticulation de la cuisse nous avons été frappés de la mortalité beaucoup moindre des amputations secondaires, fait qui est depuis longtemps acquis à la science. Nous continuerions volontiers le rapprochement entre les deux opérations. N'aurait-on pas plus de chances de succès en laissant passer les premiers accidents, la suppuration s'établir, la fièvre cesser? Un soldat qui a fait une campagne pénible, dont la constitution s'est affaiblie sous l'influence des privations, lorsqu'il reçoit une blessure aussi grave est jeté dans un état de prostration extrême. Lorsqu'on l'apporte à l'ambulance, il est indifférent, frappé de stupeur. Ses extrémités sont froides; le pouls est à peine perceptible. Nous croyons qu'il serait bon de laisser l'organisme se remettre du premier choc; on n'ajoutera pas à ce qui existe déjà un traumatisme étendu, qui occasionne un nouvel ébranlement nerveux, une nouvelle perte de sang. Après 6, 8, 10 jours, lorsque la suppuration sera abondante et la fièvre tombée, nous pensons qu'en régularisant la plaie par une résection on se mettra dans d'excellentes conditions. Cette proposition que nous émettons ici nous est inspirée par l'analogie; c'est à l'expérience à décider.

Quelles sont les blessures auxquelles l'opération est applicable ?
Nous ne la proposerons jamais pour une fracture au-dessous des
trochanters, ou dans les trochanters, si l'articulation est intacte.
Nous nous bornerions à retirer les esquilles, enlever les corps
étrangers et abattre les pointes osseuses qui peuvent irriter la plaie.
Le reste du traitement sera celui d'une fracture compliquée du
fémur.

Mais si, comme cela n'arrive malheureusement que trop souvent, le projectile a fait éclater le col et la tête du fémur, une intervention sera nécessaire, même si l'acétabulum ou le bassin sont
lésés. Le chirurgien aura à choisir entre l'ablation totale du membre
ou la décapitation du fémur. Ici comme dans toute résection à
faire sur un champ de bataille, il faut s'enquérir de l'état des
parties molles. Si les chairs sont attritionnées profondément, si les
vaisseaux ou les nerfs sont coupés, il faut faire la désarticulation.
Il en sera de même dans les cas où la fracture sera descendue au-
dessous du tiers supérieur du fémur. Avec les balles cylindro-
coniques les os sont rarement fracturés en un seul point. Les
esquilles sont nombreuses et des fêlures s'étendent à toute la
diaphyse. Les balles rondes produiraient plutôt des lésions loca-
lisées. Nous avons cependant des exemples contraires. Nous
citerons un fait personnel. Pendant le deuxième siége de Paris
nous avons donné nos soins à un blessé qui avait reçu une balle
de fusil à tabatière à la partie supérieure du fémur. Le grand trochanter seul avait été brisé. Un de nos collègues, M. le docteur
Petitgand nous a montré une tête du fémur dans laquelle une
balle de fusil Chassepot était venue s'encastrer. Une fêlure existait
jusqu'à l'articulation. C'eût été certes là un beau cas de résection,
si des lésions plus graves encore n'avaient entraîné la mort.

Les éclats d'obus nous laisseront encore moins souvent l'occasion
de faire de la chirurgie conservatrice. Outre les profondes déchi-

rures et les fractures, on a encore pour augmenter le nombre des chances défavorables la profondeur de l'escharre.

Le diagnostic le plus exact devra donc être posé. Le doigt devra explorer les parties, car rien ne remplace cet instrument le plus sensible de tous. Si la plaie ne permet pas de l'introduire, on ne reculera pas devant un débridement qui pourra être utilisé dans l'opération ou pour l'extraction du projectile.

CHAPITRE IV

Observation I : Coxalgie chronique, carie du fémur et de l'acétabulum.
Résection. Mort par hémoptysie.

La nommée Sch.... V., née à Kertzfeld, âgée de 16 ans, sans profession, atteinte de coxalgie gauche remontant à un an et demi et survenue sans coup connu, entre le 4 février 1870 pour la troisième fois à l'hôpital civil de Strasbourg pour se faire traiter de la même affection. On lui a appliqué deux appareils inamovibles. Chaque fois il y a eu amélioration momentanée.

C'est une jeune fille blonde, lymphatique et amaigrie. Le membre gauche est dans la rectitude, mais ce côté du bassin est relevé, ce qui cause un raccourcissement apparent. En ce moment elle présente à la partie supérieure et externe de la cuisse un vaste abcès. Rougeur, douleur, gonflement et fluctuation. La peau sur le point le plus saillant présente une coloration noirâtre, signe de la mortification des téguments et de l'ouverture spontanée, qui se produit le lendemain.

7 février. Douleurs sympathiques dans le genou. L'écoulement du pus n'a changé en rien la situation de la malade. Immobilisation dans une gouttière. Frictions alcooliques.

Injection dans la plaie d'une solution iodée.

Cette opération est douloureuse.

18 février. Incision d'un clapier sur le côté interne de la cuisse pour favoriser l'écoulement du pus. Séton traversant les deux ouvertures.

28 février. La douleur s'exaspère. Un peu de réaction fébrile.

4 avril. Un petit fragment d'os carié, gros comme un pois, est sorti par la fistule. L'état persiste jusqu'au 7 mai. Quelques lambeaux de tissu cellulaire mortifié se présentent à l'ouverture. Douleurs dans la cuisse. Induration au niveau de la hanche.

9 mai. On chloroformise la malade pour étudier l'état de l'articulation. Dans les mouvements de rotation on ne sent pas de frottement; mais dans la flexion et l'extension on obtient une forte crépitation. Pendant ces manœuvres, il s'écoule une forte quantité de pus, puis du sang.

La malade souffre beaucoup au réveil. L'écoulement de sang et de pus continue le lendemain.

15 mai. La malade s'affaiblit. Perte de sommeil et d'appétit. Fièvre hectique.

T. du soir, 38°; pouls, 128.

La malade est mise à l'usage du quinquina. On lui propose d'intervenir par une opération; elle accepte.

16 mai. M. Elser administre le chloroforme. On fait au niveau de la hanche une incision semi-lunaire à concavité inférieure et, contournant le grand trochanter, on divise les insertions musculaires. La capsule est ensuite incisée. Il n'en reste que des débris. Quant au ligament rond, il n'existe plus.

Le fémur est à ce moment luxé en dehors. Le grand trochanter, gênant la manœuvre des instruments, est coupé avec une scie à guichet. On passe la scie à chaîne autour du col du fémur à son point de jonction avec le corps de l'os.

Le doigt porté dans la cavité cotyloïde la montre profondément malade. Elle est aggrandie. Dans le fond, il y a une série de fragments osseux détachés qu'on retire avec une pince à polype. Ils sont tous cariés. L'acétabulum nettoyé est éburné.

On arrête rapidement l'hémorrhagie en faisant un tamponnement au perchlorure de fer.

Pansement simple. Le membre est maintenu avec des coussins.

La tête du fémur ne présente plus de cartilage. Elle est usée presqu'en entier. Elle offre au lieu d'une surface bombée arrondie une surface plane.

Sur la section l'os est sain.

Après l'opération, vives douleurs. La malade se plaint surtout d'une sensation d'ardeur dans le pied. On lui accorde d'y appliquer des compresses froides.

Dans la soirée il y a une selle peu abondante. Après 8 heures on a pu supprimer le froid. Sous l'influence d'une cuillerée de sirop de morphine, la malade s'endort.

17 mai. Peu de douleur dans la plaie; suintement séro-sanguinolent. La fièvre s'établit le soir :

T. 39°,2; pouls, 92.

18 mai. La malade se trouve assez bien :

T. 37°,4; pouls, 100.

La vessie est pleine d'urine. On la vide avec la sonde.

Le pansement est renouvelé superficiellement. Par l'ancienne fistule de la cuisse, écoulement de pus. Le pansement est très-pénible.

19 mai. La nuit a été bonne. L'appétit revient. Pas de douleur. Odeur du pansement. On le change et on retire une partie des boulettes enfoncées dans la plaie qui a bon aspect :

T. 38°; pouls 116.

20 mai. Suppuration abondante. Bourgeons charnus de belle apparence. La plaie se déterge. Le membre ayant pris une mauvaise position on le ramène en rectitude. Ce mouvement est très-douloureux :

T. 36°,7; pouls, 98.

A partir de ce moment la fièvre cesse. Le 24 mai on enlève les dernières boulettes de charpie perchlorurée. Toute la surface de la plaie bourgeonne. Çà et là quelques petits lambeaux de tissu mortifié.

28 mai. Depuis hier au soir il y a un peu de diarrhée. On prescrit : sous-nitrate de bismuth, 2 gr.

29 mai. Quelques douleurs d'estomac. Deux selles liquides. La diarrhée cesse le même jour sous l'influence du bismuth.

La malade se maintient dans le même état jusqu'au 2 juin. A cette date il y a un frisson à six heures du soir, mais qui n'est pas très-violent :

T. 38°,6; pouls 120.

3 juin. La diarrhée reprend. Deux selles :

T. 37°,8; pouls 120.

On prescrit : lavements opiacés et laudanum, 4 gouttes avant chaque repas.

5 juin. La diarrhée a continué avant-hier et hier. L'opium produit une perte d'appétit complète et un dégoût pour les aliments. On prescrit une potion avec extrait de ratanhia, 4 gr.

Il y a eu deux selles demi-liquides hier au soir et une selle molle ce matin.

On suspend la potion, le malade refusant de la continuer.
La plaie est très-belle. La suppuration diminue.

T. hier au soir 39. Pouls 124.
Ce matin, T. 36°,2. Pouls 100.

Jusqu'au 16 juin, rien de nouveau à signaler. Hier au soir augmentation de température. 38°,4. Pouls 104.

Ce matin, T. 36°,9. Pouls 96.
Soir, T. 38°,9. Pouls 120.
17 juin, matin. T. 37. Pouls 96.
Soir, T. 38°,4. Pouls 110.

Il semble qu'il y ait un peu de fièvre hectique. La plaie reste très-belle et se comble. On sent cependant encore les surfaces osseuses en s'introduisant le doigt dans la cavité.

On prescrit: sulfate de quinine 0,50 à prendre dans l'après-midi et pour boisson eau gazeuse ferrugineuse.

La fièvre cesse complétement le 20 juin.

Le 23 juin la malade recommence à avoir des températures élevées le soir et plus basses le matin, jusqu'au 30 juin. A cette date un abcès qui s'était formé dans l'ancien trajet fistuleux s'ouvre et il s'écoule environ 200 gr. de pus. La fièvre cesse et le malade va bien jusqu'au 6 juillet. La plaie marche toujours bien.

6 juillet. Vomissements. Deux selles dures dans la nuit. Coliques. Inquiétudes.

Un petit fragment d'os se présente à la fistule.

T. 36°,5. Pouls 140.

Eau gazeuse. Glace. Flanelle sur le ventre.

7 juillet. Les vomissements ont cessé. Deux selles depuis hier. Les douleurs du ventre persistent, mais moins fortes. La malade les attribue à la menstruation qui est toujours difficile chez elle.

8 juillet. Les règles n'ont pas paru. Le fait s'est déjà présenté plusieurs fois pendant la maladie. Les douleurs abdominales ont cessé.

11 juillet. L'état était redevenu satisfaisant. Mais à minuit hémoptysie assez abondante qui continue ce matin. L'interne de garde a prescrit l'élixir acide de Halles à la dose de 1 gramme.

T. hier au soir 38°,7. Pouls 110.
Ce matin, T. 37°. Pouls 80. Respiration 24. Pas de matité dans la poitrine, ni de signes indiquant une tuberculose avancée. Le pouls est faible. T. du soir, 39°. Pouls 114.

12 juillet. L'hémophtysie a cessé. Faiblesse.
Par la fistule s'écoule beaucoup de pus.
La plaie a un peu pâli.

T. du matin, 37°,3. Pouls 96.
T. du soir, 38°,4. Pouls 116.

Depuis ce moment la malade ne s'est plus rétablie : elle a une toux sèche ; des sueurs nocturnes, de la fièvre le soir. Il y a tantôt de la diarrhée, tantôt de la constipation. Perte d'appétit ; découragement profond. La plaie qui était presque comblée pâlit ; la suppuration devient plus séreuse et il n'y a pas de progrès.

Le 22 juillet la malade est prise encore d'hémoptysie abondante dans la soirée. Elle est très-affaiblie par cette perte de sang. Nous la trouvons le soir couverte de sueur froide.

Elle meurt dans la nuit.

Autopsie 36 heures après la mort.

Ouverture du thorax; les poumons sont retirés de la poitrine. Ils ne s'affaissent pas; sont rouges, durs et volumineux. Dans les bronches il y a des caillots sanguins, à l'incision le parenchyme se présente englobé dans des caillots rouge foncé. Au sommet droit il y a trois cavernules grosses comme des noisettes. Quelques tubercules aux deux sommets et dans les lobes moyens.

Les autres organes thoraciques et abdominaux sont sains.

Autopsie de la hanche. — La plaie était encore grande de 4 centimètres sur deux de large. Nous désarticulons complétement. La cavité cotyloïde était remplie de bourgeons charnus, l'os n'est nulle part à nu. Du côté du fémur il y a une portion qui n'a pas subi de travail réparateur. Elle est grande comme une pièce de 1 franc, et est située à la surface de section et à son côté externe. La partie interne bourgeonnait bien. Cet os examiné au microscope par M. le professeur agrégé Felz présente des signes évidents d'ostéite.

Un trajet induré et sinueux, nous mène depuis ce point nécrosé et carié jusqu'à l'ancienne fistule.

Observation II : Coxalgie suppurée. Carie de toute l'articulation.
Résection. Guérison.

Le nommé H. Joseph, âgé de 6 ans, entré à la clinique chirurgicale de Strasbourg, service de M. le professeur Sédillot, le 2 mai 1870.

C'est un enfant d'un tempérament lymphatique. Depuis le mois de janvier il est malade. Il a été à cette époque atteint d'une douleur à la hanche qui l'a fait boiter. Le genou était en même temps devenu sensible. Pas de cause occasionnelle connue.

Le médecin, qui le vit à cette époque, lui ordonna le repos et le mit à l'usage de l'huile de foie de morue.

Malgré ce traitement le mal empira; ses parents se décidèrent à le faire entrer à l'hospice civil de Strasbourg, le médecin leur ayant dit qu'il y avait une opération à faire.

Au moment de la visite, nous trouvons l'enfant dans le décubitus dorsal. Il est pâle et amaigri. En le découvrant nous remarquons que le membre inférieur droit atrophié est fléchi sur le bassin, en adduction et en rotation en dedans. Le genou droit repose sur le tiers inférieur de la cuisse gauche. Le bassin est dévié à gauche; enselure coxalgique. Aussitôt que l'on touche le membre malade, l'enfant jette des cris. — Fièvre. La mère nous apprend que depuis plusieurs jours, il y a perte d'appétit, de sommeil et que son fils ne fait que gémir.

En soulevant l'enfant on voit que la région coxo-fémorale droite est tuméfiée et extrêmement douloureuse. Le 3 mai on chloroforme l'enfant pour achever son examen. Le membre exécute tous les mouvements qu'on veut lui faire faire : mais on sent de la crépitation fine. Il y a donc dénudation des surfaces articulaires. En palpant la région malade on sent une fluctuation profonde. Une large incision en arrière du grand trochanter; après avoir divisé toutes les couches musculaires, on arrive au foyer. Écoulement abondant d'un pus séreux et mal lié, mais sans odeur. Le doigt porté dans la plaie n'arrive sur aucune surface osseuse dénudée. Pansement simple.

4 mai. — L'enfant est soulagé; il a encore coulé beaucoup de

pus. L'appétit ne revient pas. Le malade refuse obstinément la viande. Injections aromatiques.

10 mai. — Jusqu'à ce jour l'état s'est maintenu le même. Le membre ne s'est pas redressé ; les douleurs sont toujours très-vives quand on veut y toucher. Aujourd'hui la fièvre s'est rallumée et le pus est devenu fétide. L'enfant a un peu de diarrhée. Injections chlorurées dans la plaie.

L'enfant s'affaiblit rapidement : la diarrhée devient plus forte ; la fièvre hectique s'empare de lui. Tous les soirs il a de la chaleur et de la sueur. La température est toujours, à 5 heures, à 38 degrés. Cet enfant qui était déjà chétif allait périr. La suppuration reste fétide.

Le 22 mai. — On se décide à le chloroformer de nouveau pour débrider son abcès. Un bistouri boutonné est introduit dans l'ouverture qu'on agrandit par en haut. Le doigt arrive cette fois sur l'articulation On sent que la capsule est détruite en partie et que la tête est cariée. On joint alors à la première incision une seconde transversale au niveau du sommet du grand trochanter de façon à former un L. On coupe les insertions musculaires trochantériennes et on arrive sur l'articulation. On achève de désarticuler avec le bistouri boutonné. L'os est ensuite sectionné avec la scie à chaîne au-dessous du grand trochanter. On retire de la cavité cotyloïde plusieurs fragments d'os cariés et détachés. Les tissus autour sont indurés. On incise les débris de capsule qui restent.

La légère hémorrhagie qui se produit est arrêtée par un tamponnement fait avec quelques boulettes imbibées de perchlorure de fer et attachées à des fils de soie. On achève de remplir la cavité avec des bourdonnets de charpie. On met par-dessus un linge fenêtré cératé, quelques plumasseaux de charpie et un bandage de corps pour maintenir le tout.

L'enfant est rapporté dans son lit. On place le membre dans une bonne position et on le maintient avec quelques coussins de balle d'avoine.

Pendant l'opération on a pu voir que la cavité cotyloïde était considérablement agrandie. Elle est dépouillée entièrement de cartilage. Le ligament rond était détruit. Une luxation spontanée était donc sur le point de se faire. Les muscles sont pâles, décolorés. Un fragment examiné au microscope fait voir qu'ils ont subi la dégénérescence graisseuse. Quant à la partie réséquée, elle présente une tête cariée complétement usée, se distinguant à peine du col. Il y a une forte ostéite du col. La surface de section est saine.

Au réveil il y a quelques vomissements; l'enfant ne souffre pas. Dans l'après-midi, il prend un peu de bouillon.

Le soir à 6 heures, la température est à 39 degrés 3 dixièmes. La nuit est bonne. Il y a un peu de sommeil.

23 mai. — L'enfant se trouve bien; il souffre un peu cependant.

T, 37° 8. Pouls 96.

Le pansement s'est imbibé de sérosité qui répand une odeur fade. On en change les parties superficielles.

24 mai. — L'enfant trouve lui-même qu'il est soulagé par l'opération. La douleur est peu intense. Peu d'appétit.

T. 37°,6. Pouls, 100.

25 mai. — La suppuration a commencé. On renouvelle le pansement. On retire toutes les boulettes. La plaie est belle.

T. 38°,2. Pouls, 132.

Le membre s'est un peu porté en adduction ; on le redresse avec un coussin. On laisse le raccourcissement persister.

26· mai. — La nuit a été bonne. Hier l'enfant a pris·avec plaisir du potage et un peu de vin sucré. Ce matin il y a eu trois selles liquides.

On prescrit 1 gramme de bismuth.

La plaie est lavée au vin aromatique.

T. 37°,4. Pouls, 116.

27 mai. — La diarrhée continue. La plaie reste belle malgré cela. Elle bourgeonne bien et est à peu près nettoyée. Pansement au vin aromatique. Bismuth, 1 gramme.

T. 37°,2. Pouls, 120.

28 mai. — La nuit a été très-bonne. Il y a une selle moulée ce matin. Suppuration abondante, mais bien liée.

T. 37°,2. Pouls, 132.

29 mai. — Même état. On voit les bourgeons charnus apparaître sur l'os.

T. 37°. Pouls, 124.

30 mai. — L'enfant a de nouveau trois selles demi-molles. La plaie est très-belle. On prescrit de nouveau le sous-nitrate de bismuth qui avait été cessé hier.

T. 36°,8. Pouls, 132.

La diarrhée s'arrête dès le premier jour. L'enfant continue à bien aller. Il commence à manger de la viande rôtie. La fièvre a complétement cessé. La plaie est très-belle et se comble.

5 juin. Quelques petits fragments osseux se sont détachés. Les bourgeons sont devenus exubérants. On les cautérise légèrement avec le nitrate d'argent.

Le soir il y a une élévation de température qui n'est expliquée par rien.

T. 39°,1. Pouls, 120.

6 juin. — La nuit a été calme. La température est retombée à 36°,5 et le pouls à 110.

L'enfant reprend un peu de gaieté.

Le membre est de nouveau dans l'adduction. Quelques coussins suffisent à le redresser.

Depuis ce temps la plaie a marché régulièrement vers la guérison. Il y a eu une ou deux fois une température de 39° le soir, mais cela n'a pas eu de suite. Quelques petits fragments osseux se sont encore détachés.

Le 30 juillet la plaie est cicatrisée sauf une petite fistule qui jette encore un peu. Raccourcissement de 5 centimètres. L'enfant se lève dans un fauteuil, mais ne marche pas. Il a repris bonne mine. La guerre avec la Prusse ayant éclaté, ses parents le retirent de l'hôpital et l'emmènent chez eux.

Nous sommes retourné depuis en Alsace et nous avons appris que l'enfant marchait avec des béquilles, que sa santé était excellente et qu'il commençait à faire avec son membre quelques mouvements. La fistule s'est fermée après avoir donné issue à un petit fragment d'os.

Ces deux observations sont remarquables à plus d'un point de vue. Elles prouvent d'abord une fois de plus la curabilité de la carie cotyloïdienne. Dans la première observation, la malade a été enlevée par une hémoptysie terrible. A l'autopsie les lésions locales n'étaient plus incompatibles avec la vie. Combien de gens, en effet, sont porteurs de quelques tubercules, même ramollis au sommet des poumons, sans que leur santé en soit gravement atteinte. Nous sommes persuadés que sans l'accident intercurrent, la malade eût guéri et eût pu vivre encore plusieurs années. Quant à l'enfant, l'opération a été son salut. Il reprit des forces et de l'appétit avec une extrême rapidité ; et cependant il était aux portes du tombeau quand on intervint.

Ces faits militent certainement en faveur de la résection, malgré l'issue malheureuse du premier.

CONCLUSIONS.

I

Nous adoptons pleinement ces règles proposées par M. le professeur Sédillot et nous ne pouvons mieux faire que de les transcrire text ellement :

« 1° Tant que la vie n'est pas compromise, qu'il n'y a pas péril à
« continuer les médications habituelles, telles que ouvertures d'ab-
« cès, injections iodées, libre issue de la suppuration, rédressement
« du membre, immobilisation, nous croyons l'expectation favo-
« rable. »

« 2° Si les os sont cariés et que le mouvements (pendant l'amesthé-
« sie) dénotent des surfaces dénudées et rugueuses; si la suppura-
« tion est abondan te, les accès d'intoxication putride (fièvre hecti-
« que) fréquents, les douleurs très-vives, malgré le redressement
« articulaire (réduction), l'appétit et le sommeil perdus, l'émaciation
« rapide, le tem ps nous paraît arrivé de recourir à la résection. »

II

Nous ne regardons pas comme contre-indication absolue la

diathèse scrofuleuse qu'on pourra combattre ; ni la phthisie *à son début* qui pourra être enrayée ; ni l'affaiblissement, ni l'âge.

III

Il est impossible de définir nettement à quel degré de la lésion doit se faire l'opération. On doit consulter l'état général ; les chances de guérison d'une lésion traumatique dépassent-elles celles qu'offre une suppuration prolongée ?

IV

On peut guérir avec une carie de l'acétabulum, et même après sa perforation. L'opération est donc possible même avec ces complications.

V

Tous les procédés opératoires proposés nous paraissent bons. On se guidera sur l'état des parties pour rendre la lésion aussi peu étendue que possible.

L'emploi du cautère électrique est destiné à rendre de grands services.

VI

Le résultat définitif de l'opération sera toujours supérieur à celui de la désarticulation. Il peut se faire une pseudarthrose, une ankylose. Si le membre reste faible, un appareil convenable permettra d'en tirer parti.

VII

La mortalité est moindre que pour la désarticulation.

VIII

Pour les plaies de guerre, la question n'est pas encore jugée. Peut-être serait-il bon de faire des résections secondaires.

IX

Dans les blessures par des armes à feu on ne tentera jamais l'opération lorsque le fémur est brisé au-dessous du tiers supérieur. La désarticulation sera la seule ressource.

QUESTIONS

Anatomie et histologie normale. — Des aponévroses.

Physiologie. — De la sécrétion de la bile et du rôle de ce liquide.

Physique. — Description des piles les plus usité es.

Chimie. — Théories sur la constitution chimique des sels, so-
lubilité des sels, actions des sels les uns sur les autres. Lois de
Berthollet et de Wollaston; etc.

Histoire naturelle. — Des tiges, leur structure, leur direc tion,
caractères qui distinguent les tiges des mono-cotylédonées de celles
des dycotylédonées; théorie sur leur accroissement.

Pathologie externe. — De l'astigmatism e.

Pathologie interne. — Des concrétions sanguines dans le système veineux.

Pathologie générale. — Des métastases.

Anatomie et histologie pathologiques. — Des lésions des nerfs.

Médecine opératoire. — De la valeur des appareils inamovibles dans le traitement de la coxalgie.

Pharmacologie. — Des gargarismes et des collutoires, des collyres gazeux, liquides, mous et solides; des injections; des inhalations; des lotions; des fomentations; des fumigations, etc.

Thérapeutique. — Des indications de la médication tonique.

Hygiène. — De l'action de la lumière sur l'organisme.

Médecine legale. — Empoisonnement par le chloroforme et l'éther, comment peut-on reconnaître la présence de ces anesthésiques dans le sang.

Accouchements. — Des paralysies symptomatiques de la grossesse.

Vu, bon à imprimer,

A. RICHET, président.

Vu et permis d'imprimer.

Le Vice-Recteur de l'Académie de Paris,

A. MOURIER.

11789 — Typographie LAHURE, rue de Fleurus, 9, à Paris.